La psychose chez les femmes

Guide d'information

ÉDITION RÉVISÉE

Pamela Blake, M.S. S. , TSI
April A. Collins, M.S.S., TSI
Mary V. Seeman, M.D.

Révision : Mary V. Seeman, M.D.

camh

Centre de toxicomanie et de santé mentale
Un Centre collaborateur de l'Organisation
panaméricaine de la Santé et de
l'Organisation mondiale de la Santé

Catalogage avant publication de Bibliothèque et Archives Canada

Blake, Pamela, 1954-
[Women and psychosis. Français]
    La psychose chez les femmes : guide d'information / Pamela Blake, M.S.S.,
TSI, April A. Collins, M.S.S., TSI, Mary V. Seeman, M.D. ; révisé par Mary V. See-
man, M.D. -- Édition révisée.

Traduction de : Women and psychosis.
Publié en format imprimé (s) et électronique (s).
ISBN 978-1-77052-639-6 (couverture souple).--ISBN 978-1-77052-641-9 (HTML).-
-ISBN 978-1-77052-642-6 (EPUB).--ISBN 978-1-77052-640-2 (PDF).--ISBN 978-1-
77114-238-0 (KINDLE)

    1. Femmes--Santé mentale. 2. Psychoses. 3. Malades mentaux--Relations
familiales. I. Collins, April, auteur II. Seeman, M. V. (Mary Violette), 1935-, auteur
III. Centre de toxicomanie et de santé mentale, organisme de publication IV. Titre.
V. Titre: Women and psychosis.
Français

RC512.B5214 2016   616.890082   C2016-905185-4
                                                      C2016-905186-2

M.S.S. : Maîtrise, Services sociaux
TSI : Travailleuse sociale inscrite

Imprimé au Canada

Il se peut que cette publication soit offerte dans d'autres formats. Pour obtenir des
renseignements concernant les formats de substitution ou d'autres publications
de CAMH, ainsi que pour passer une commande, veuillez communiquer avec le
Service des publications de CAMH :
Appels sans frais : 1 800 661-1111
Appels de Toronto : 416 595-6059
Courriel : publications@camh.ca
Cyberboutique : http://store.camh.ca
Site Web : www.camh.ca/fr

Available in English under the title:
Women and Psychosis: An information guide

Ce guide a été édité par le Service des publications du Centre de toxicomanie et de
santé mentale (CAMH).

3973m / 08-2016 / PM120

Table des matières

Remerciements

Nos sincères remerciements aux nombreux clients et à leur famille, ainsi qu'aux employés des programmes et organismes suivants qui ont révisé une version précédente de ce guide d'information ou participé au processus d'examen :

Best Practices Services, Centre de santé mentale de Whitby, Whitby (Ontario)

Association canadienne pour la santé mentale, Cornwall (Ontario)

Can-Voice, London (Ontario)

Programmes communautaires, Centre de toxicomanie et de santé mentale, London, Toronto, Oshawa et Cornwall (Ontario)

Groupe consultatif sur la famille, Centre de toxicomanie et de santé mentale, Toronto (Ontario)

Programme de la schizophrénie et des soins continus, Centre de toxicomanie et de santé mentale, Toronto (Ontario)

Skills training Treatment and Education Place (step), Centre de santé mentale de Whitby, Whitby (Ontario)

Introduction

Ce guide est destiné aux femmes qui se rétablissent d'un épisode psychotique. Il contient des renseignements qui seront également utiles à leur famille.

La psychose touche différemment les hommes et les femmes. Chez les femmes, la schizophrénie – la forme de psychose la plus courante – apparaît généralement à un âge plus avancé et évolue à un rythme différent, ce qui commande un traitement adapté aux besoins des femmes. L'issue du traitement est également différente chez les hommes et chez les femmes. Et pourtant, la plupart des ouvrages qui traitent de la psychose, de son traitement et de l'issue thérapeutique semblent n'attribuer aucune importance à la différence des sexes. Le présent guide traite des difficultés particulières rencontrées par les femmes et les familles lors du rétablissement d'une psychose.

1 À propos de la psychose

Qu'est-ce que la psychose ?

Le terme de « psychose » s'applique à divers états mentaux caractérisés par une difficulté à distinguer l'imaginaire du réel.

Environ 3 personnes sur 100 traversent une période psychotique au cours de leur vie. La psychose frappe autant les femmes que les hommes et elle n'épargne aucun groupe ethnoculturel ni aucun milieu socio-économique.

L'expérience de la psychose est le plus souvent terrifiante, déroutante et angoissante. C'est aussi une épreuve déconcertante pour l'entourage d'une personne aux prises avec des pensées psychotiques, ce qui peut mener à des interprétations erronées de la situation et rajouter au désarroi de la personne.

Quelles sont les causes de la psychose ?

De nombreux facteurs peuvent déclencher une psychose : forte fièvre, consommation de drogues, privation de nourriture, troubles hormonaux, maladie neurologique (p. ex., l'épilepsie), réaction immunitaire, facteurs héréditaires ou facteurs liés à la petite enfance, etc., mais il est fréquent qu'il n'y ait pas de cause connue et que la maladie se manifeste sans raison apparente.

Une femme qui vit un épisode psychotique peut être amenée à se faire des idées fausses appelées « idées délirantes ». Elle s'imaginera, par exemple, que son conjoint la trompe, en interprétant ses faits et gestes et le ton de sa voix en fonction de ses appréhensions, sans que cela soit justifié. Il se peut aussi qu'elle entende des voix confirmant ses craintes et qu'elle y voie la preuve qu'elles sont légitimes. Lorsqu'une personne se fait de telles idées, il est difficile de l'en faire démordre, même en lui fournissant la preuve du contraire.

Les idées délirantes sont parfois causées par un changement d'humeur. À titre d'exemple, si une femme est très dépressive, il y a des chances qu'elle se sente indigne d'être aimée, ce qui peut la conduire à s'imaginer qu'on l'a abandonnée, qu'on la tient à l'écart ou qu'on la prend pour cible.

Il est toujours difficile de déterminer avec précision les causes sous-jacentes de symptômes psychotiques. Et le fait que les symptômes évoluent au cours du temps n'arrange pas les choses. À défaut de test objectif, le diagnostic de psychose est fondé sur les éléments suivants :
· les symptômes signalés par la personne (et sa famille) ;
· la durée des symptômes ;
· la mesure dans laquelle les symptômes entravent les fonctions nécessaires à la vie quotidienne.

Les femmes et les hommes ont-ils une expérience différente de la psychose ?

La psychose frappe également les deux sexes. Il existe cependant des différences quant à la façon dont la maladie affecte les femmes et les hommes.

Chez les hommes, il est plus fréquent que la psychose soit déclenchée par la consommation de drogues, tandis que chez les femmes, les fluctuations de l'humeur et les dérèglements thyroïdiens sont plus fréquemment impliqués.

Les idées délirantes des femmes portent généralement sur leurs relations avec autrui : il est courant que les femmes atteintes de psychose s'imaginent être trompées, alors que chez les hommes, les idées délirantes ont trait à des préoccupations plus abstraites.

Chez les femmes atteintes de schizophrénie, les symptômes « négatifs » de la maladie (c'est-à-dire la perte ou la diminution de la capacité à accomplir les gestes nécessaires à la vie quotidienne), sont moins nombreux que chez les hommes. La perte de la sensation de plaisir et de la motivation ainsi que le retrait social sont des symptômes négatifs. Les femmes atteintes de schizophrénie présentent également moins de symptômes cognitifs : troubles de l'attention, du raisonnement et de la mémoire, notamment.

En revanche, les symptômes de la schizophrénie liés à l'humeur, et en particulier les symptômes de la dépression, sont plus courants chez les femmes, qui ont tendance à pleurer facilement, à éprouver des sentiments de culpabilité et à sombrer dans le désespoir. En règle générale, c'est vers la fin de l'adolescence que la psychose frappe les sujets de sexe masculin pour la première fois, tandis que chez les sujets de sexe féminin, elle fait sa première apparition au cours de la vingtaine. Étant donné l'apparition plus tardive de la psychose chez les femmes, elles ont l'avantage, lorsqu'elles sont frappées pour la première fois par la maladie, d'avoir un niveau de scolarité plus élevé et une plus grande expérience professionnelle, ainsi que d'avoir noué des liens plus solides, ce qui représente un atout pour le rétablissement.

On considère que les femmes réagissent mieux que les hommes aux traitements de la psychose. C'est ainsi que des doses relativement faibles d'antipsychotiques semblent leur suffire. Les femmes sont aussi plus disposées à parler de leur expérience et, de ce fait, elles ont l'avantage de mieux réagir à la psychothérapie et aux autres traitements psychosociaux.

En revanche, certains moments de la vie d'une femme comportent un risque élevé de rechute : période prémenstruelle, accouchement et post-partum, et ménopause, ce qui semble indiquer que les changements hormonaux accroissent la vulnérabilité des femmes à la psychose. D'autres facteurs de risque touchent également plus largement les femmes : la pauvreté, le fait d'avoir immigré, l'alcoolisme et la toxicomanie, le fait d'être victime de violence conjugale ou d'exploitation sexuelle et la monoparentalité. À cela s'ajoutent les troubles thyroïdiens et la prise de stéroïdes (pour l'arthrite ou pour une allergie), des facteurs de risque plus grands pour les femmes que pour les hommes.

Les différents types de psychose

LA SCHIZOPHRÉNIE

La schizophrénie est caractérisée par trois catégories de symptômes :

Les symptômes positifs, c'est-à-dire les symptômes qui *s'ajoutent* aux comportements habituels d'une personne ou qui les *altèrent*. À cette catégorie appartiennent les idées délirantes (idées sans fondement dans la réalité, auxquelles le sujet croit dur comme fer) et les hallucinations (perceptions auditives, visuelles, gustatives, olfactives et tactiles sans fondement dans la réalité).

Les symptômes négatifs, qui retranchent certains comportements habituels ou les altèrent. À cette catégorie appartiennent la perte de plaisir, de motivation et d'initiative, l'apathie, le manque d'expressivité émotionnelle et le retrait social.

Les symptômes cognitifs, dont la perte de la mémoire et de la faculté de raisonnement et la perte de la capacité à effectuer des calculs.

Pour qu'un diagnostic de schizophrénie puisse être établi, il faut que ces trois types de symptômes soient présents depuis au moins six mois et qu'ils entravent la capacité de la personne à effectuer les gestes nécessaires à la vie courante.

La schizophrénie est une maladie chronique. Elle comporte des périodes de rémission (périodes durant lesquelles la personne ne présente pas de symptômes), mais il faut poursuivre le traitement durant ces périodes afin de prévenir une rechute.

LE TROUBLE SCHIZOPHRÉNIFORME

Ce terme est employé pour les symptômes de schizophrénie datant de moins de six mois. Le trouble schizophréniforme peut disparaître de lui-même ou se transformer en maladie chronique.

LE TROUBLE BIPOLAIRE

Le trouble bipolaire est un trouble de l'humeur caractérisé par l'alternance de périodes de dépression et de périodes d'exaltation (périodes maniaques). La forme des symptômes psychotiques est souvent fonction de l'humeur du moment. À titre d'exemple, les personnes en phase dépressive entendront des voix qui les dévalorisent, tandis que les personnes en phase maniaque seront plutôt portées à croire qu'elles sont supérieures aux autres et capables d'accomplir des prodiges.

LE TROUBLE SCHIZO-AFFECTIF

Les personnes atteintes de ce type de psychose éprouvent à la fois des symptômes de schizophrénie et des troubles de l'humeur, qui peuvent se manifester simultanément ou en alternance.

LE TROUBLE DÉPRESSIF AVEC CARACTÉRIS-TIQUES PSYCHOTIQUES

Il arrive qu'une personne connaisse une dépression sévère accompagnée de symptômes psychotiques, mais sans la manie associée au trouble bipolaire. Ce type de dépression est appelé « trouble dépressif avec caractéristiques psychotiques ».

LE TROUBLE PSYCHOTIQUE INDUIT PAR UNE SUBSTANCE

La consommation d'alcool, de même que la consommation de marijuana, de cocaïne, d'ecstasy, de kétamine, de LSD, d'amphétamines ou d'autres drogues peut parfois provoquer des symptômes psychotiques. Habituellement, les symptômes psychotiques disparaissent une fois les effets de la substance dissipés.

Si ces symptômes persistent, c'est que la substance a peut-être déclenché une maladie chronique.

LE TROUBLE PSYCHOTIQUE BREF

Il arrive que les symptômes de la psychose se manifestent sans crier gare, mais ils peuvent aussi être déclenchés par le décès d'un proche ou un autre évènement traumatique. Ce dernier type de psychose, plus répandu chez les femmes que chez les hommes, dure moins d'un mois.

LE TROUBLE DÉLIRANT

Le trouble délirant est une maladie chronique caractérisée par la prédominance d'idées délirantes (habituellement une seule idée délirante de structure compliquée), mais sans hallucinations. Un exemple : une personne croit avoir écrit une chanson qui lui a été volée par un groupe célèbre, lequel a gagné des millions de dollars sur son dos. Résultat : la personne passe son temps à essayer de réparer le tort qu'on lui a fait en négligeant tous les autres aspects de sa vie. Le trouble délirant n'empêche peut-être pas la personne de s'acquitter correctement de certaines tâches, mais il crée des tensions relationnelles avec l'entourage.

L'ÉTAT DE STRESS POST-TRAUMATIQUE (ESPT)

Ce terme est généralement employé pour désigner les symptômes non psychotiques qui se manifestent à la suite d'un évènement traumatique (p. ex., une agression violente), mais il arrive que l'ESPT s'accompagne de symptômes psychotiques. La personne atteinte revit sans cesse l'évènement, y pense constamment et évite les situations qui lui sont associées. Certaines personnes ont des « flashbacks » (l'évènement se présente de nouveau à elles, de façon visuelle et auditive) qui sont difficiles à distinguer d'hallucinations psychotiques. Les femmes sont plus susceptibles que les hommes de présenter des symptômes d'ESPT à la suite d'un évènement traumatisant.

Le diagnostic

Il n'est pas facile de poser un diagnostic aux premiers stades de la psychose. Le plus souvent, il faut des mois pour déterminer les caractéristiques des symptômes et établir le diagnostic. Pour que votre médecin puisse poser le bon diagnostic, il est important que vous décriviez ce que vous ressentez en lui donnant le plus de précisions possibles. Faites-lui part de vos pensées et de vos sentiments. Si vous consommez de l'alcool ou des drogues, dites-lui en quelle quantité et à quand remonte la dernière fois où vous en avez consommé. Si vous avez vécu une expérience traumatique lorsque vous étiez enfant ou à l'âge adulte, dites-le à votre médecin. Vous devrez aussi lui faire part de tout antécédent de troubles mentaux dans votre famille.

Il peut être stressant ou malaisé de parler à un professionnel de la santé, surtout quand vous êtes aux prises avec les symptômes de la maladie et que ceux-ci vous ôtent une partie de vos moyens d'expression. Il se peut que votre médecin ou d'autres membres de votre équipe de soins vous demandent la permission de parler à des membres de votre famille ou à des amis proches. Les proches peuvent fournir des observations utiles pour l'établissement du diagnostic.

Plus votre médecin disposera d'informations, mieux il sera à même de poser le bon diagnostic et de recommander le traitement le plus efficace.

2 Se rétablir d'une psychose

Qu'est-ce que le rétablissement ?

Se rétablir d'une psychose, ce n'est pas nécessairement se débarrasser de tous ses symptômes ou pouvoir arrêter son traitement. Il s'agit plutôt du fait de reprendre ses activités normales, de reprendre sa vie en main et de pouvoir se remettre à envisager l'avenir avec espoir.

La situation des femmes dans la société actuelle

Dans notre société, la pauvreté et la violence conjugale touchent majoritairement les femmes, à quoi s'ajoutent les sévices sexuels subis durant l'enfance, qui affectent principalement par les fillettes. Les femmes font également face à d'autres sources de stress, dont un manque relatif d'autonomie et diverses attentes culturelles : être mince, être une mère exemplaire et s'occuper des tâches ménagères tout en exerçant un emploi à plein temps. Dans certains foyers, ces attentes occupent une place prépondérante. Les immigrantes et les réfugiées se trouvent en outre en butte à la discrimination, à l'exploitation, à l'isolement et aux obstacles linguistiques. On estime que tous ces facteurs contribuent à l'apparition de la psychose et en freinent le rétablissement.

Questions fréquentes à propos du rétablissement

DEPUIS MA MALADIE, JE ME SENS PLUTÔT MAL DANS MA PEAU. EST-CE NORMAL ?

La psychose est une expérience traumatisante qui chamboule la vie et qui peut même entraîner une réaction de stress post-traumatique. Quand on a vécu un épisode psychotique, l'avenir paraît bien incertain.

Par ailleurs, les stéréotypes négatifs qui sont attachés à la maladie mentale et qui continuent d'être véhiculés dans de nombreux milieux ont des effets néfastes sur les personnes atteintes de psychose. Si vous vous sentez mal dans votre peau, demandez-vous si c'est à cause des préjugés, d'une dépression, de la crainte de l'avenir ou de la persistance de symptômes psychotiques.

Pour y voir plus clair, vous pourriez essayer de faire part de vos sentiments à une personne de confiance – un membre de votre famille, un-e ami-e ou votre thérapeute. Le fait de parler de votre expérience vous aidera à reprendre confiance en vous et à trouver des mesures propres à favoriser votre rétablissement. Vous pourriez, par exemple, participer à un groupe d'entraide destiné aux femmes qui ont vécu des expériences semblables à la vôtre.

QUE PUIS-JE FAIRE POUR FACILITER MON RÉTABLISSEMENT ?

Pour reprendre votre vie en main, vous devez collaborer étroitement avec votre médecin et vos autres prestataires de soins. Ensemble, vous pourrez examiner les facteurs de risque personnels qui ont pu contribuer à la maladie. Il importe d'explorer à fond les causes possibles de l'épisode afin de pouvoir les éviter à l'avenir. Les thérapeutes recommandent généralement de bien dormir et de bien se nourrir, de faire de l'exercice, d'établir un réseau de soutien social, d'entretenir des liens solides avec les membres de la famille, de faire un travail intéressant et de structurer ses journées. Pour maîtriser la psychose, il est souvent nécessaire de consulter régulièrement un intervenant en santé mentale et de prendre de faibles doses de médicaments.

Il n'est ni facile ni rapide de se rétablir d'une psychose : ça prend généralement du temps et ça se fait de façon graduelle.

Questions au sujet des médicaments

QUELS SONT LES MÉDICAMENTS EMPLOYÉS POUR TRAITER LA PSYCHOSE ?

Le traitement de la psychose repose sur les antipsychotiques, que l'on doit continuer à prendre après la disparition des symptômes afin d'éviter la rechute. De nouveaux antipsychotiques sont constamment mis au point.

Parmi les antipsychotiques courants actuellement prescrits au Canada figurent l'olanzapine (Zyprexa), la rispéridone (Risperdal), la quétiapine (Seroquel), la clozapine (Clozaril) et la ziprasidone (Zeldox). Certains antipsychotiques se présentent sous forme de préparations injectables à longue durée d'action.

D'autres médicaments peuvent aussi être prescrits pour traiter les problèmes accompagnant parfois la psychose ou les effets secondaires des antipsychotiques : perturbations du cycle menstruel, raideur musculaire, troubles du sommeil, dépression, anxiété, gain de poids, diabète et sautes d'humeur, notamment.

LES FEMMES RÉAGISSENT-ELLES DIFFÉREMMENT DES HOMMES AUX ANTIPSYCHOTIQUES ?

Les femmes ont habituellement besoin de doses plus faibles d'antipsychotiques que les hommes, et ce, tant durant les phases aiguës de la maladie que durant les phases de maintien (quand les symptômes sont bien contrôlés). Mais cela peut changer après la ménopause. Si les femmes ont besoin de doses plus faibles, c'est sans doute parce qu'elles absorbent et métabolisent les médicaments différemment des hommes. L'alimentation, le poids, l'hérédité, le tabagisme, la consommation d'alcool et la prise concomitante de médicaments ou de drogues ont aussi une influence sur le dosage optimal. Par ailleurs, les antipsychotiques ayant tendance à s'accumuler dans les cellules adipeuses, leur effet dure plus longtemps chez les femmes, puisqu'elles ont généralement plus de tissu adipeux que les hommes.

Y A-T-IL DES EFFETS SECONDAIRES CHEZ LES FEMMES ?

Tout médicament peut entraîner des effets indésirables. Dans la plupart des cas, les effets secondaires sont sans gravité et ils peuvent être traités ou se dissipent avec le temps. Il se peut que vous connaissiez des effets secondaires avant même d'éprouver les effets thérapeutiques de votre médicament. C'est signe que le médicament est absorbé par l'organisme et qu'il commence à agir. Il est déconseillé d'arrêter de prendre ses médicaments avant d'avoir consulté son médecin à ce sujet.

Les effets secondaires varient en fonction de la dose et du type de médicament. Certaines femmes n'éprouvent pratiquement aucun effet secondaire ou ressentent seulement des effets très légers, alors que d'autres connaissent des effets secondaires plus sévères et problématiques. Chaque personne réagit différemment. Ne manquez pas de signaler à votre médecin les effets secondaires que vous éprouvez.

La plupart des médicaments employés en psychiatrie ralentissent le métabolisme et entraînent donc une prise de poids. Pour la plupart des femmes, cela représente un gros problème, qui doit être corrigé par un régime alimentaire bien contrôlé et de l'exercice. La prise de poids s'accompagnant d'un risque accru de diabète et de maladie cardiovasculaire, vous devrez dire à votre médecin si vous avez des antécédents familiaux de diabète ou de maladies cardiovasculaires et il vous faudra prendre des rendez-vous de suivi réguliers.

Le cycle menstruel et la reproduction

De nombreux médicaments employés en psychiatrie bloquent l'action de la dopamine, un neurotransmetteur, ce qui accroît la sécrétion d'une hormone appelée prolactine. Ce mécanisme peut perturber le cycle menstruel. Il importe de signaler que *ce phénomène ne doit pas être pris pour une grossesse ou un début de ménopause.* Signalez à votre médecin tout changement de votre cycle menstruel. Dans la mesure du possible, votre médecin rajustera la dose de vos médicaments pour éviter l'interruption de vos règles. Sachez qu'en dépit de l'absence de règles, une grossesse reste possible : veillez donc à continuer d'employer des contraceptifs, à moins que vous ne souhaitiez concevoir. Il est important que vous parliez de contraception avec votre médecin ou votre intervenant en santé mentale.

L'élévation de la prolactine peut entraîner d'autres effets secondaires, dont une sensibilité mammaire accrue, un gonflement des seins et parfois même des écoulements de lait. Certaines femmes trouvent ces effets secondaires très pénibles. La sécheresse vaginale est un autre effet secondaire possible. Certaines femmes peuvent connaître une baisse de libido ou se trouver incapables d'atteindre l'orgasme. Il est important que vous parliez des effets secondaires de nature sexuelle avec votre prestataire de soins.

Somnolence et passivité

Les médicaments peuvent aussi entraîner de la somnolence ou un sentiment de passivité : il devient plus facile d'acquiescer que de faire valoir ses droits. Au foyer, il est possible que les femmes trouvent qu'on profite d'elles en raison de cette passivité. L'effet sédatif des antipsychotiques peut aussi constituer un danger dans certaines situations de travail, au volant ou pour les femmes qui ont la charge d'autres personnes. Il faut donc en parler avec le médecin. Il existe habituellement des moyens simples de remédier à ces situations.

Dyskinésie tardive

Certains antipsychotiques peuvent, s'ils sont pris pendant un certain temps, provoquer des mouvements involontaires (dyskinésie tardive ou DT), en particulier chez les personnes âgées. Même si vous ne remarquez pas de tels mouvements, votre médecin devra vous examiner pour vérifier que vous ne faites pas une DT.

Autres effets secondaires

La constipation, la salivation, la raideur musculaire, l'agitation, l'anxiété, les insomnies, et les cauchemars comptent au nombre des autres effets secondaires. Des convulsions de type épileptique peuvent se produire, mais il s'agit d'un effet secondaire rare.

PENDANT COMBIEN DE TEMPS DEVRAI-JE PRENDRE DES MÉDICAMENTS ?

Il n'existe pas de réponse universelle à cette question : tout dépend de l'évolution de la maladie, qu'il est impossible de prévoir. Certaines femmes continuent à prendre de faibles doses de médicaments leur vie durant afin d'éviter une rechute. Il arrive que le début de la ménopause aggrave temporairement les symptômes psychotiques et certaines femmes ont besoin de doses plus élevées durant cette période. Parlez à votre médecin de toutes les préoccupations que vous avez concernant vos médicaments.

EST-CE QUE JE PEUX BOIRE DE L'ALCOOL PENDANT QUE JE PRENDS MES MÉDICAMENTS ?

Chez la plupart des gens, un verre de vin ou de bière de temps à autre ne devrait pas causer de problème. En revanche, si vous buvez beaucoup, vous vous exposez à une rechute psychotique. Il existe des services de counseling spécialisés pour les femmes qui ont des problèmes d'alcool ou de drogue.

ET SI JE PRENDS D'AUTRES MÉDICAMENTS OU SUBSTANCES ?

Il ne fait aucun doute que la consommation de drogues aggrave les symptômes psychotiques. Même si vous n'avez plus de symptômes, vous risquez de les voir réapparaître et d'avoir besoin d'être hospitalisée.

Il peut également y avoir des interactions entre les antipsychotiques et les médicaments en vente libre, les médicaments d'ordonnance, les remèdes à base de plantes, la caféine et le tabac. La caféine, par exemple, augmente la concentration sanguine de certains antipsychotiques. Le tabagisme peut affecter la façon dont votre organisme métabolise votre médicament. De nombreuses fumeuses doivent prendre des doses plus importantes. Renseignez-vous sur les interactions possibles auprès de votre médecin ou de votre pharmacien.

Y A-T-IL DES INTERACTIONS ENTRE LA PILULE ANTICONCEPTIONNELLE ET MON MÉDICAMENT ?

Les contraceptifs oraux contiennent de l'estradiol et de la progestérone, des hormones femelles susceptibles d'inhiber l'action des enzymes hépatiques responsables du métabolisme du médicament qui vous a été prescrit. Lorsque cela se produit, une quantité plus importante de médicament passe dans le sang, ce qui peut entraîner des effets secondaires. Vous devriez consulter votre médecin au sujet des interactions entre les contraceptifs oraux et certains antipsychotiques.

QUELS SONT LES AUTRES TYPES DE CONTRACEPTION QUE JE POURRAIS ENVISAGER ?

Certaines femmes favorisent les méthodes mécaniques, dont les préservatifs masculin ou féminin (le diaphragme). La meilleure chose à faire est probablement d'insister pour que tous les partenaires masculins emploient un condom durant les rapports sexuels. Les condoms ne font pas que minimiser le risque de grossesse non désirée : ils empêchent également la transmission du VIH et d'autres virus et agents infectieux. Il se peut que vous ayez du mal à persuader vos partenaires d'utiliser un condom lors de chaque rapport. En ce cas, renseignez-vous auprès de votre médecin sur les autres méthodes existantes. De nouveaux produits sont constamment mis au point.

Vous pourriez aussi vous renseigner sur la pilule du lendemain et demander à votre médecin si ce serait une option appropriée dans votre cas. Vous trouverez peut-être utile de vous inscrire à un cours d'éducation sexuelle, où vous pourrez découvrir une large gamme de contraceptifs d'usage courant. Vous pourrez aussi y apprendre à repousser les avances sexuelles non désirées. Il est important de savoir se protéger contre les agressions et le harcèlement.

LES ANTIPSYCHOTIQUES PEUVENT-ILS PRIVER L'ORGANISME DE CERTAINS ÉLÉMENTS NUTRITIFS ?

Certains médicaments sur ordonnance influent sur la façon dont l'organisme absorbe et utilise les vitamines et minéraux. Il s'agit là d'une question qui nécessite de plus amples recherches. Il serait bon que votre médecin vous fasse subir périodiquement des analyses de sang afin de vérifier votre taux d'acide folique et de vitamine B. Vous pourriez aussi parler de cette question à un nutritionniste ou à un pharmacien.

PEUT-ON PRENDRE LES MÉDICAMENTS DURANT LA GROSSESSE ?

Le premier trimestre de la grossesse est une période cruciale pour faire des choix. C'est durant cette période qu'une femme doit décider si elle va poursuivre sa grossesse et son traitement médicamenteux.

Il est généralement préférable d'éviter tout médicament durant la grossesse et l'allaitement, mais ce n'est pas toujours faisable. Le premier devoir d'une femme à l'égard de l'enfant à naître et du nouveau-né est de maintenir une santé optimale. La plupart des médicaments dont il est question dans ce livret ne sont pas associés à des anomalies fœtales lorsqu'ils sont pris durant la grossesse, mais

ils peuvent entraîner d'autres effets secondaires pour les femmes
enceintes et les nouveau-nés. Si vous êtes enceinte, il est essentiel
que vous soyez suivie de près par votre médecin. Il pourrait être
nécessaire de vous faire changer de médicaments ou d'ajuster les
doses de ceux que vous prenez.

Le programme Motherisk, du Hospital for Sick Children de Toronto,
est une source d'information internationale sur l'emploi des médicaments durant la grossesse, et il est vivement recommandé d'en
profiter (tél. : 416 813-6780 ; site Web : www.motherisk.org [en
anglais]).

La grossesse doit être soigneusement planifiée. Les médecins
recommandent de commencer à prendre un complément d'acide
folique avant de concevoir afin de prévenir des anomalies du tube
neural chez l'enfant à naître – un risque accompagnant toute grossesse, mais qui est plus élevé pour les femmes en surpoids et celles
qui prennent des médicaments. Par ailleurs, en raison des changements hormonaux et du stress psychologique, la période suivant
l'accouchement est un moment de grande vulnérabilité durant
lequel les symptômes psychotiques peuvent réapparaître chez
certaines femmes.

PEUT-ON PRENDRE DES MÉDICAMENTS QUAND ON ALLAITE ?

L'allaitement est important pour renforcer les liens entre la mère
et l'enfant, ainsi que la santé du nourrisson. L'établissement d'un
horaire de tétées minimise la quantité de médicament transmise
au nourrisson.

LES REMÈDES À BASE DE PLANTES SONT-ILS EFFICACES ?

À l'heure actuelle, il n'existe pas suffisamment de preuves à l'appui de l'emploi de remèdes à base de plantes pour le traitement de la psychose. De fait, certains remèdes à base de plantes pourraient provoquer des symptômes psychiatriques. Il faudra poursuivre les recherches dans ce domaine. En raison des interactions possibles, il est important que vous disiez à votre médecin si vous prenez ou avez l'intention de prendre des remèdes à base de plantes.

Questions au sujet des traitements non médicamenteux

Les traitements non médicamenteux revêtent une importance particulière pour les femmes, car ils ont l'avantage d'être sans danger durant la grossesse.

QUELS SONT LES TRAITEMENTS NON MÉDICAMENTEUX AUXQUELS ON PEUT AVOIR RECOURS ?

· La psychoéducation : Il est essentiel que vous vous informiez sur votre maladie et son traitement. Vous serez ainsi à même de prendre des décisions éclairées quant à votre traitement et de vous maintenir dans un état optimal.

· La réhabilitation/réadaptation : Les programmes de réhabilitation et réadaptation peuvent vous aider à retrouver confiance en vous et à acquérir de nouvelles aptitudes.

· La psychothérapie : La thérapie et le counseling peuvent vous aider à faire face à la maladie. La thérapie cognitive, qui explore les liens existant entre les pensées, les sentiments et les actes, peut vous enseigner à faire face à des symptômes précis. Le counseling peut prendre diverses formes : counseling individuel ou de groupe, counseling conjugal ou familial. Le soutien à la famille a une grande importance, car la psychose affecte aussi profondément les parents, les frères et sœurs, le conjoint et les enfants. Les proches ont besoin d'apprendre comment apporter leur appui à la personne atteinte de psychose et à faire face aux symptômes qui sont perturbants. Ils doivent également avoir la possibilité de parler de leurs préoccupations.

LES ÉLECTROCHOCS SONT-ILS PARFOIS EMPLOYÉS POUR TRAITER LA PSYCHOSE ?

On recommande parfois des électrochocs (thérapie électroconvulsive ou TEC) aux personnes dont la psychose ne répond pas au traitement médicamenteux. On administre aux patients des relaxants musculaires et un anesthésique général avant d'appliquer un léger courant électrique sur un côté du crâne. Les traitements électroconvulsifs actuels ne causent que peu de pertes de mémoire comparativement aux anciennes formes de TEC. L'ampleur de la perte de mémoire dépend du nombre de traitements consécutifs, de l'intervalle entre les traitements et de facteurs individuels.

QU'EST-CE QUE LA STIMULATION MAGNÉTIQUE TRANSCRÂNIENNE ?

La stimulation magnétique transcrânienne (SMT) est une nouvelle forme de traitement qui consiste à délivrer des ondes magnétiques au cerveau. C'est un traitement qui a son utilité pour certains symptômes, dont les hallucinations.

3 Les effets sur la famille et les amis

Quels seront les effets de la maladie sur ma famille ?

L'apparition d'une psychose est une expérience difficile à vivre pour la famille. Pour votre sécurité, un des membres de votre famille a peut-être dû vous conduire à l'hôpital contre votre gré et il se peut que l'expérience ait été tout aussi terrifiante pour votre famille que pour vous-même. Il est courant que les familles se sentent déstabilisées et angoissées face à cette situation, et ces sentiments peuvent persister pendant des semaines et parfois même des mois après que la maladie s'est déclarée.

Les familles des gens atteints de psychose ont souvent tendance à les surprotéger pour éviter d'aggraver leur souffrance. Par moments, vous aurez peut-être l'impression que votre famille prend toutes les décisions à votre place, une situation souvent difficile à vivre, surtout quand on est habitué à son indépendance.

Il n'est pas facile de s'entendre avec sa famille sur la façon de gérer la maladie. Il vous faudra probablement consacrer beaucoup de temps à négocier avant de trouver un juste équilibre entre le désir qu'ont vos proches de vous protéger et le respect de votre autonomie. Prenez conseil auprès de votre médecin et d'autres prestataires de soins sur la façon d'aborder les questions d'autonomie avec votre famille.

Quels seront les effets de la maladie sur mes amis ?

Les amis restent souvent loyaux, mais vous pourriez être gênée par la façon dont vous vous êtes comportée durant un épisode psychotique et avoir tendance à vous isoler. Dans la mesure du possible, efforcez-vous de reprendre le contact et de ne pas laisser la maladie compromettre vos amitiés. Certains amis seront plus compréhensifs que d'autres et il se peut que certains s'éloignent. En revanche, vous aurez peut-être l'occasion de nouer de nouvelles amitiés avec des personnes qui ont connu des difficultés semblables aux vôtres et qui ont réussi à les surmonter.

LA REPRISE DE CONTACT AVEC LES AMIS

Si vous n'avez pas vu vos amis depuis un certain temps, la reprise de contact pourrait vous paraître intimidante : vous craignez peut-être qu'ils ne vous rejettent s'ils apprennent que vous avez été malade. C'est à vous qu'il appartient de décider ce que vous révélerez à vos amis à propos de votre maladie et de son traitement.

Un conseiller pourrait vous aider à y voir plus clair au sujet de certaines questions. Par exemple : À qui parler de votre maladie ? Qu'êtes-vous prête à révéler à vos amis ? Comment réagiront-ils, selon toute probabilité ? Comment vous sentirez-vous face à leurs réactions ?

LE STRESS ENGENDRÉ PAR L'EXIGENCE DE CONFORMISME

À la suite de votre épisode psychotique, vous pourriez vous sentir changée et découvrir que vous n'avez plus grand-chose en commun avec vos anciens amis. Vous avez vécu une expérience qu'ils n'ont jamais connue. Ce sentiment pourrait aussi provenir du fait que vous avez dû apporter des changements à votre mode de vie. Si vous avez cessé de consommer des drogues ou de l'alcool, par exemple, vous pourriez vous sentir poussée à reprendre ces habitudes pour faire comme vos amis et pour vous sentir « normale ». Et comme ils ne connaissent sans doute pas grand-chose au sujet de votre maladie et des médicaments que vous prenez, vos amis pourraient aussi vous inciter à arrêter de prendre vos remèdes. Ce ne sont pas là des conseils auxquels vous pouvez vous fier. Si vous avez des inquiétudes à propos des médicaments que vous prenez, c'est à votre médecin ou à votre conseiller que vous devriez en parler.

4 Reprendre une vie normale

Si votre maladie vous a obligée à interrompre votre carrière ou vos études, vous pourriez être très contrariée de voir vos amis avancer dans la vie. Pourtant, aussi difficile que cela puisse vous paraître, il vaut mieux que vous repreniez graduellement vos activités. En retournant trop tôt au travail ou aux études, vous pourriez compromettre votre rétablissement. Après tout, on ne participe pas à un marathon le premier jour où l'on n'a plus sa jambe dans le plâtre. Vous avez de meilleures chances d'atteindre vos objectifs en commençant par vous ménager.

Le retour au travail ou aux études

Il vous faudra déterminer, avec l'aide de votre médecin ou de votre conseiller, quelles activités vous reprendrez et à quel rythme. Certains des facteurs ci-dessous pourraient affecter votre décision.

VOS VALEURS

Est-il vraiment important que vous repreniez immédiatement les études ou le travail ? Y a-t-il d'autres activités qui pourraient vous convenir : passe-temps ou travail bénévole, par exemple ?

LA FAÇON DONT VOUS VOUS SENTEZ

Il ne suffit pas que les symptômes psychotiques soient bien maîtrisés ; vous pourriez vous heurter à d'autres obstacles : trous de mémoire, difficulté à vous concentrer ou manque d'énergie. Il est parfois bon de commencer par s'investir dans des activités pas trop astreignantes, surtout quand on n'a pas étudié ou travaillé depuis longtemps.

QUE VOUS CONSEILLENT VOTRE MÉDECIN ET VOTRE ÉQUIPE DE SOINS ?

Votre équipe de soins a les connaissances et l'expérience nécessaire pour vous aider à déterminer si vous êtes prête à vous engager dans une activité exigeante.

LA FLEXIBILITÉ OFFERTE PAR VOTRE EMPLOI OU VOTRE PROGRAMME D'ÉTUDES

À la suite d'un épisode psychotique, les femmes choisissent souvent de reprendre leurs activités à temps partiel. Votre établissement scolaire ou votre employeur fera-t-il preuve de compréhension et acquiescera-t-il à un aménagement d'horaire ou à d'autres aménagements (p. ex., allègement de vos responsabilités professionnelles ou de vos travaux scolaires) ? Aurez-vous besoin que votre médecin ou prestataire de soins intervienne en votre faveur ? Devrez-vous chercher ailleurs des solutions adaptées à vos besoins du moment ?

L'ÉTAT DE VOS FINANCES

Avez-vous un revenu ou des économies ? Avez-vous droit à des prestations d'invalidité, à un prêt étudiant, à l'aide sociale ou à un autre type d'aide financière ?

Autres moyens de rester en santé

Il est essentiel que vous honoriez vos rendez-vous avec votre équipe de soins et que vous preniez vos médicaments comme prescrits. Faites immédiatement part à votre médecin ou prestataire de soins de toute préoccupation concernant vos médicaments ou d'autres aspects de votre traitement. De cette façon, les problèmes éventuels pourront être réglés dès qu'ils se présenteront. Il est très dangereux d'abandonner les consultations ou de cesser de prendre ses médicaments sans avis médical, car cela peut provoquer une récurrence des symptômes psychotiques.

Toutes les personnes qui ont vécu un épisode psychotique espèrent que cela ne se reproduira jamais plus, surtout s'il s'agit de leur premier épisode. It est important d'être optimiste, mais il faut aussi être réaliste. Vous aurez de meilleures chances de garder une bonne santé mentale si vous adoptez un mode de vie sain et si vous suivez les conseils prodigués par votre prestataire de soins.

Si les symptômes réapparaissent, il vaut mieux ne pas perdre de temps. Apprenez à reconnaître les signes avant-coureurs d'un épisode psychotique et, s'ils se manifestent, parlez-en à votre médecin, votre conseiller, votre famille ou vos amis. Par ailleurs, vous pourrez éviter une situation de crise en déterminant à l'avance ce qui devra se passer en cas de réapparition de vos symptômes. Certaines familles rédigent un plan d'action et dressent une liste des numéros de téléphone des personnes à joindre en cas d'urgence.

5 Les préoccupations de la famille

Une situation qui suscite de vives émotions

Un épisode psychotique est une situation qui engendre beaucoup de stress, lequel se traduit par des émotions très diverses, dont l'angoisse, la colère, le déni, la tristesse et le sentiment de culpabilité, chaque famille réagissant à sa manière.

Les répercussions sur la communication

Les familles touchées par la psychose peuvent trouver la communication frustrante et tendue. Kim Mueser et Susan Gingerich (1994) offrent aux familles d'excellents conseils pour les aider à communiquer après l'apparition d'une psychose :

· Ne tournez pas autour du pot. Exprimez clairement ce que vous voulez dire.

· Dites ce que vous ressentez en parlant à la première personne.

Par exemple, au lieu de dire « Ne fais pas ça », vous pourriez dire « Ça me fâche quand tu fais ça ! ».

· Faites des éloges plutôt que des critiques. Par exemple, au lieu de dire « Tu te lèves toujours à des heures impossibles », vous pourriez dire « Tu t'es levée une demi-heure plus tôt qu'hier. Bravo ! ».

· Formulez des demandes explicites. Par exemple, au lieu de dire « On n'a plus de lait », vous pourriez dire « Pourrais-tu aller acheter un litre de lait avant dix heures ? ».

· Plutôt que d'essayer de deviner ce que pense la personne et comment elle se sent, écoutez attentivement ce qu'elle dit et posez-lui des questions s'il y a quelque chose que vous ne comprenez pas, puis vérifiez que vous avez bien saisi.

La gestion de la maladie : une affaire de famille

Il est essentiel que vous et les membres de votre famille accomplissiez ce qui suit :

· Vous faire à l'idée que vous venez de vivre un épisode psychotique et que vous pourriez en connaître d'autres.

· Accepter le fait que vous devrez probablement prendre des médicaments pendant un bon bout de temps et peut-être pour le reste de votre vie.

· Apprendre à mieux gérer la psychose. Pour cela il faudra vous renseigner à fond sur la maladie et le maintien de la santé mentale. Cela vous permettra de faire des choix de vie sains qui vous aideront à mieux gérer la maladie.

Une fois la psychose stabilisée, vous et vos proches devrez faire de gros efforts pour restaurer un équilibre dans la vie de famille, et pour ce faire, il vous sera utile de vous fixer des objectifs à court, à moyen et à long terme.

6 Planifier l'avenir

Conjoint et partenaires intimes

La psychose peut avoir de profondes répercussions sur l'estime de soi d'une femme. Si vous craignez que vos proches ne vous rejettent ou que votre conjoint ne vous quitte, vous auriez intérêt à en parler à un-e ami-e de confiance, un parent ou un conseiller.

Il arrive que le conjoint ait des craintes non fondées au sujet de la maladie. Pour surmonter ces craintes, il pourrait lui suffire de se renseigner auprès d'un professionnel de la santé.

Il pourrait y avoir des moments où vous vous sentirez mal dans votre peau et souffrirez de solitude. Vous pourriez alors être tentée d'avoir des relations intimes avec une personne que vous ne fréquenteriez pas d'habitude. Il est très important de ne pas agir de façon impulsive et de ne pas mettre votre sécurité en péril. Quand on est aux prises avec la solitude, il suffit souvent d'en parler à un-e ami-e de confiance ou à un conseiller pour trouver de meilleurs moyens d'y faire face.

Enfants

Certaines femmes décident d'avoir des enfants et d'autres pas. Généralement, les femmes atteintes de psychose qui souhaitent avoir un enfant se posent les questions suivantes :

- Est-ce que je devrais avoir un enfant alors que je n'ai pas une relation durable ?
- Est-ce que je risque de transmettre ma maladie à mon enfant ?
- Serai-je en mesure de prendre soin de mon enfant ?
- Est-ce que je risque de rechuter si j'ai un enfant ?

Ce que vous devriez prendre en compte si vous songez à avoir un enfant

VOTRE SANTÉ

- Avez-vous des symptômes qui affectent vos activités courantes ou vos relations avec autrui ?
- Avez-vous suffisamment d'énergie ? Êtes-vous à même de vous concentrer ?
- Vos médicaments entraînent-ils de la somnolence ?
- Avez-vous récemment connu des situations stressantes ? Comment y avez-vous fait face ?
- Avez-vous récemment connu une rechute et avez-vous eu de la difficulté à prendre soin de vous-même ou à effectuer vos tâches quotidiennes ? Qui a pris les choses en main durant cette période ?
- Quelqu'un s'est-il montré inquiet au sujet de votre capacité à prendre soin de vous ?
- Votre médecin ou d'autres prestataires de soins ont-ils exprimé des réserves au sujet de votre capacité à vous occuper d'un nouveau-né ?

VOTRE CONJOINT

- Votre conjoint est-il en bonne santé ?
- Gère-t-il bien le stress ?
- Comprend-il bien votre maladie et son traitement ?
- Dans quelle mesure peut-il vous aider quand vous êtes malade ?
- Comment envisage-t-il le fait d'avoir des enfants ?
- Votre relation avec votre conjoint est-elle solide ?
- Prévoyez-vous élever votre enfant seule ?

VOS FINANCES ET VOS CONDITIONS DE VIE

- L'endroit où vous habitez conviendrait-il à un jeune enfant ? Par exemple, y a-t-il des aires sécuritaires pour le jeu et y aurait-il sa chambre ? Les conditions d'habitation influent sur le bien-être d'un enfant. Il se pourrait que vous puissiez trouver un appartement subventionné pour votre famille.
- Avez-vous suffisamment d'argent pour bien prendre soin d'un enfant, c'est-à dire pour le nourrir, l'habiller, lui acheter des jouets et subvenir à ses autres besoins ?

LE SOUTIEN DONT VOUS DISPOSEZ

- Y a-t-il des membres de votre famille ou des ami-e-s qui pourraient vous aider à prendre soin de votre enfant ou, au besoin, à vous aider sur le plan financier ?
- Si vous aviez besoin d'être hospitalisée à la suite d'une rechute, qui prendrait soin de votre enfant ?
- Comment vous sentiriez-vous si personne ne pouvait vous aider et que les services d'aide à l'enfance aient à intervenir ?
- Au besoin, accepteriez-vous qu'un intervenant vienne chez vous pour vous aider à prendre soin de l'enfant ?
- Seriez-vous à même de suivre des cours sur les responsabilités

parentales ou de vous joindre à un groupe pour acquérir de nouvelles compétences ?

VOTRE ENFANT

· Seriez-vous en mesure de vous occuper d'un enfant nécessitant des soins particuliers (p. ex., enfant présentant des troubles mentaux, des troubles d'apprentissage ou des troubles de comportement) ?
· Seriez-vous disposée à demander de l'aide et pourriez-vous en trouver si votre enfant avait des besoins particuliers ?

Discutez ouvertement de ces questions avec votre conjoint, les membres de votre famille, votre médecin et les autres membres de votre équipe de soins. Notez les questions qui préoccupent tout le monde et discutez des mesures éventuelles à prendre. Déterminez les informations qui vous manquent et la façon de les obtenir. Une fois que vous serez bien informés, il vous sera plus facile, à vous et à votre conjoint, de juger s'il est opportun que vous ayez un enfant. Il est bon de s'informer sur les risques génétiques et la prise de médicaments durant la grossesse, l'accouchement, ainsi que sur la garde d'enfants.

Mon enfant héritera-t-il de ma maladie ?

On ignore le rôle de l'hérédité dans la transmission des maladies psychotiques, mais on sait que le risque de contracter une psychose est plus grand chez les enfants ayant un parent qui en est atteint.

On pense que la schizophrénie est génétiquement transmissible, mais pas de façon simple. Un enfant ayant un parent atteint de schizophrénie a environ 10 % de chances d'hériter de la maladie, ce qui représente un risque dix fois plus grand que celui d'un enfant né de parents n'ayant pas eu de schizophrénie. Si le père et la mère ont une schizophrénie, l'enfant a 50 % de chances de contracter cette maladie. Le risque est accru par l'infection, les carences vitaminiques, la mauvaise alimentation, la consommation d'alcool ou de drogues par la mère durant la grossesse et d'autres facteurs de ce type. Les traumatismes subis durant l'accouchement pourraient aussi jouer un rôle.

Les services de protection de la jeunesse pourraient-ils m'enlever mon enfant ?

Il n'est jamais facile de prendre soin d'un enfant et vous devrez faire face à des difficultés supplémentaires si vous avez déjà connu une psychose. En effet, vous pourriez ressentir de la somnolence, un effet secondaire courant des antipsychotiques, ou voir vos symptômes s'aggraver après la naissance de votre enfant. Il existe un risque assez élevé que vous soyez incapable de bien prendre soin de l'enfant et peut-être aussi de vous-même. En pareilles circonstances, un organisme de protection de la jeunesse devra intervenir dans l'intérêt de l'enfant, ainsi que pour vous soulager du fardeau de vos responsabilités.

Vous pourriez craindre qu'un organisme de protection de la jeunesse ne vous retire la garde de l'enfant s'il vous voit en difficulté. Le rôle des intervenants en protection de la jeunesse est de veiller à la sécurité et au bien-être des enfants et non de faire éclater les familles. En suivant son traitement et en coopérant avec l'équipe de soins et l'intervenant en protection de la jeunesse, on augmente ses chances de garder son enfant ou de récupérer sa garde dès qu'on en redevient capable.

Il arrive que les enfants nés de parents atteints de psychose accusent un retard de développement et qu'ils soient plus difficiles à élever. En pareil cas, il est important de disposer de soutien supplémentaire. Votre médecin et votre équipe de soins peuvent vous aider à en obtenir. Les services de santé publique et de nombreux centres communautaires offrent de l'aide aux parents.

7 Obtenir de l'aide

Quand on vient de traverser un épisode psychotique, on a envie d'oublier qu'on a été malade et de mettre fin au traitement. Pourtant, il est très important de continuer les visites de suivi. Il s'agit d'un moment déterminant où il faut effectuer des choix de vie. Votre médecin et vos autres prestataires de soins vous aideront à faire face aux problèmes qui pourraient survenir et à établir un plan d'action qui vous permettra d'atteindre vos objectifs. Le médecin qui vous a prise en charge durant votre hospitalisation vous orientera vers un médecin qui donne des consultations ambulatoires, ainsi que vers un gestionnaire de cas ou un conseiller, si vous le souhaitez. Au cas où vous chercheriez d'autres ressources, vous trouverez ci-dessous un certain nombre de pistes.

Il peut être utile de solliciter un nouvel avis

Au cours de votre traitement, vous souhaiterez peut-être solliciter un autre avis sur une question particulière : le médicament qui vous est prescrit ou l'opportunité d'avoir un enfant, par exemple. Il existe, dans la plupart des grandes villes, des programmes de santé mentale dans un milieu hospitalier affilié à une université. Ces programmes, qui comportent généralement un volet recherche, disposent d'informations de pointe sur les nouveaux médicaments, la génétique et la santé des femmes, notamment. Votre médecin peut vous adresser à un spécialiste.

L'Association canadienne pour la santé mentale offre une liste de psychiatres spécialisés dans diverses maladies. Vous pouvez aussi vous adresser à des organismes d'entraide, comme la Mood Disorders Association ou la Société canadienne de la schizophrénie, qui peuvent aussi vous indiquer des spécialistes dans ces domaines.

Gestion de cas et counseling

Il peut être très utile de faire appel à un gestionnaire de cas ou à un conseiller. Ces personnes, qui œuvrent en collaboration avec le médecin de famille ou le psychiatre, peuvent vous aider à planifier votre retour au travail ou aux études. Le rôle du conseiller est de veiller à ce que vous disposiez du soutien nécessaire. Le gestionnaire de cas peut en outre vous aider, vous et les membres de votre famille, à mieux vous adapter à la situation et à gérer le stress.

Si vous n'avez pas de gestionnaire de cas, demandez à votre médecin de vous en recommander un. La plupart des programmes hospitaliers pour patients externes ont des équipes de soins en santé mentale comportant des travailleurs sociaux, des infirmières, des ergothérapeutes et des psychologues, en sus des médecins. Par ailleurs, de nombreux centres de santé communautaires disposent aussi d'une équipe de prestataires de soins de santé mentale. Et vous pourriez bénéficier des services offerts par les organismes de soins communautaires. La plupart des établissements scolaires fournissent des services de counseling ; certains fournissent des services spécialisés aux étudiants qui ont des problèmes de santé mentale et d'autres adressent ces étudiants à une personne qui sera en mesure de les aider.

Entraide

Des organismes d'entraide, dont la Mood Disorders Association et la Société canadienne de la schizophrénie, offrent divers services, dont des séances d'information avec des intervenants extérieurs, des groupes de soutien et des bulletins d'information. Ces organismes plaident aussi en faveur de meilleurs services et de lois mieux adaptées. Certains hôpitaux ont également des groupes d'entraide.

Conseillers et groupes spécialisés

Avec des conseillers et des groupes spécialisés, on peut explorer toutes sortes de questions, dont l'affirmation de soi, l'image corporelle, les relations avec autrui, les traumatismes et l'éducation des enfants. De nombreux centres de proximité pour femmes offrent ce type de services, de même que les associations locales pour la santé mentale, les cliniques de santé mentale et les bibliothèques.

Traitement de l'alcoolisme et de la toxicomanie

Certains hôpitaux et organismes communautaires offrent à présent des programmes de traitement pour les personnes présentant à la fois une maladie mentale et un problème d'alcoolisme ou de toxicomanie (troubles concomitants). Pour trouver les services de traitement de l'alcoolisme et de la toxicomanie offerts près de chez vous, consultez Internet.

Renseignements sur la prise de médicaments durant la grossesse

Les femmes enceintes et celles qui envisagent une grossesse peuvent s'adresser au programme Motherisk du Hospital for Sick Children de Toronto (tél. : 416 813-6780 ; site Web : www.motherisk.org). L'exposition du fœtus aux médicaments, aux produits chimiques, à l'infection et aux radiations comporte des risques, et le programme Motherisk renseigne les femmes et les professionnels de la santé sur ces risques.

Soutien aux parents

Les parents d'enfants en bas âge voudront peut-être obtenir du soutien individuel ou se joindre à un groupe d'aide aux parents. Les services de santé publique et certains centres communautaires et hôpitaux offrent ce genre de services, généralement gratuitement. En outre, lorsqu'un enfant est à risque, un organisme de protection de l'enfance intervient pour apporter son appui aux parents, à l'enfant et aux autres membres de la famille.

En conclusion

La psychose a d'importantes répercussions sur la vie de la femme qui en est atteinte et celle de sa famille. Cependant, la plupart des femmes apprennent à passer le cap. Voici ce que vous pouvez faire :

· Trouvez un médecin, un gestionnaire de cas ou un conseiller en qui vous ayez confiance.
· Renseignez-vous sur la maladie pour pouvoir prendre des décisions éclairées.
· Planifiez votre traitement et votre rétablissement en collaboration avec vos prestataires de soins.
· Faites part à vos prestataires de soins de toute préoccupation que vous pourriez avoir. De cette manière, vous pourrez bénéficier de leur aide pour y trouver une solution.
· Apprenez à reconnaître les signes de rechute afin de pouvoir agir rapidement s'ils se manifestent.
· Adoptez un mode de vie équilibré : soignez-vous et veillez à votre bien-être physique et psychique.
· Trouvez le soutien et les ressources qui vous seront utiles. Sollicitez l'avis d'un autre professionnel si vous ne savez pas quoi faire ou simplement si vous voulez avoir un autre point de vue.
· Sachez que les solutions qui conviennent aux hommes (celles qui figurent dans les manuels) ne sont pas toujours les meilleures pour les femmes. Veillez à ce que votre prestataire de soins en soit averti.

· Enfin, ne perdez pas espoir. Les recherches permettent de découvrir de meilleurs traitements, les préjugés à l'égard de la maladie mentale s'atténuent et la vie des personnes atteintes de psychose est de plus en plus gérable.

Publications du Centre de toxicomanie et de santé mentale

Baker, S. et L. Martens. *Promouvoir le rétablissement à la suite d'un premier épisode psychotique : Guide à l'intention des familles*, Toronto, Centre de toxicomanie et de santé mentale, 2010.

Bartha, C., C. Parker, C. Thomson et K. Kitchen. *La dépression : Guide d'information* (édition révisée), Toronto, Centre de toxicomanie et de santé mentale, 2013.

Bromley, S., M. Choi et S. Faruqui, *Le premier épisode psychotique : Guide d'information* (édition révisée), Toronto, Centre de toxicomanie et de santé mentale, 2015.

Personnel de la Clinique des troubles bipolaires de CAMH. *Le trouble bipolaire : Guide d'information* (édition révisée), Toronto, Centre de toxicomanie et de santé mentale, 2013.

Haskell, L. *Les femmes, la violence et le traitement des traumatismes : Guide d'information à l'intention des femmes et de leur famille*, Toronto, Centre de toxicomanie et de santé mentale, 2004.

Paterson, J., D. Butterill, C. Tindall, D. Clodman et A. Collins. *La schizophrénie : Guide à l'intention des personnes atteintes de schizophrénie et de leur famille*, Toronto, Centre de toxicomanie et de santé mentale, 1999.

Comprendre les médicaments psychotropes : Les antipsychotiques [brochure]. Toronto, Centre de toxicomanie et de santé mentale, 2012.

Ce que les enfants veulent savoir... lorsqu'un de leurs parents a vécu une psychose [dépliant]. Toronto, Centre de toxicomanie et de santé mentale, 2005.

Autres titres de la série de guides d'information

La dépression

La schizophrénie

La thérapie cognitivo-comportementale

La toxicomanie

Le double diagnostic

L'espoir et la guérison après un suicide

Le premier épisode psychotique

Le système ontarien de services psychiatriques médico-légaux

Le trouble bipolaire

Le trouble de la personnalité limite

Le trouble obsessionnel-compulsif

Les femmes, la violence et le traitement des traumatismes

Les troubles anxieux

Les troubles concomitants de toxicomanie et de santé mentale

Pour commander ces publications et d'autres ressources de CAMH, veuillez vous adresser au Service des publications de CAMH :

Tél. : 1 800 661-1111
À Toronto : 416 595-6059
Courriel : publications@camh.ca
Cyberboutique : http://store.camh.ca